Shanjoy Kumar Paul

Terapia prolongada versus terapia padrão com prednisolona na síndrome nefrótica idiopática

Shanjoy Kumar Paul

Terapia prolongada versus terapia padrão com prednisolona na síndrome nefrótica idiopática

ScienciaScripts

Imprint

Any brand names and product names mentioned in this book are subject to trademark, brand or patent protection and are trademarks or registered trademarks of their respective holders. The use of brand names, product names, common names, trade names, product descriptions etc. even without a particular marking in this work is in no way to be construed to mean that such names may be regarded as unrestricted in respect of trademark and brand protection legislation and could thus be used by anyone.

Cover image: www.ingimage.com

This book is a translation from the original published under ISBN 978-620-2-02270-5.

Publisher:
Sciencia Scripts
is a trademark of
Dodo Books Indian Ocean Ltd. and OmniScriptum S.R.L publishing group

120 High Road, East Finchley, London, N2 9ED, United Kingdom
Str. Armeneasca 28/1, office 1, Chisinau MD-2012, Republic of Moldova, Europe
Printed at: see last page
ISBN: 978-620-7-98201-1

RECONHECIMENTO

Golam Muinuddin, Professor de Nefrologia Pediátrica, Bangabandhu Sheikh Mujib Medical University, Dhaka, Bangladesh, pelas suas informações amáveis, orientação especializada, ajuda sincera, críticas construtivas e sugestões valiosas para a realização deste estudo. Md. Moazzam Hossain, Professor de Nefrologia Pediátrica, Bangabandhu Sheikh Mujib Medical University, Dhaka, Bangladesh, pelo seu apoio e encorajamento na realização deste estudo.

Agradeço à Dra. Salma Jahan, Professora Assistente, e à Dra. Afroza Begum, Professora Assistente, Nefrologia Pediátrica, Universidade Médica Bangabandhu Sheikh Mujib, Daca, Bangladesh, pelas suas importantes sugestões e cooperação durante o período de estudo.

Estou grato a todos os meus colegas e pessoal da unidade de Nefrologia Pediátrica, Departamento de Pediatria, Bangabandhu Sheikh Mujib Medical University, Dhaka, Bangladesh, pelo seu interesse e cooperação neste estudo.

Estou grato aos doentes e aos seus tutores do meu estudo pela sua cooperação e apoio durante o período de estudo.

Estou grato a Md. Ferdous Jamil Rezvi, estatístico, que me ajudou na análise dos dados do meu estudo.

Estou igualmente grato à minha mulher, Sra. Kabari Paul, e à minha filha Anonnya

Paul Pimu, que me encorajaram e apoiaram continuamente durante este período de

estudo.

Acima de tudo, exprimo a minha gratidão a Deus Todo-Poderoso por me ter dado a

força e a energia necessárias para levar a cabo este trabalho.

DR. SHANJOY KUMAR PAUL

ÍNDICE DE CONTEÚDOS

Capítulo 1	5
Capítulo 2	8
Capítulo 3	9
Capítulo 4	10
Capítulo 5	11
Capítulo 6	16
Capítulo 7	23
Capítulo 8	31
Capítulo 9	36
Capítulo 10	37

1. INTRODUÇÃO

A síndrome nefrótica (SN) é definida como a combinação de proteinúria intensa, hipoproteinemia e edema. A hiperlipidemia está invariavelmente presente (Haycock, 2003). É uma doença renal comum em crianças de todo o mundo, com uma incidência de 20-40 por milhão de habitantes, enquanto no subcontinente indiano a incidência está estimada em 90-100 por milhão de habitantes (Srivastava & Bagga, 2005). A doença resulta numa elevada proporção de internamentos hospitalares e de visitas à clínica renal pediátrica. A síndrome nefrótica idiopática (SNI) é definida pela associação de uma SN e de alterações mínimas na biópsia renal por microscopia ótica com a fusão do processo do pé das células epiteliais na microscopia eletrónica. Não se observa qualquer depósito de imunoglobulina (Ig) ou de fração do complemento no exame de imunofluorescência. Uma vez que a biopsia renal não é normalmente realizada quando o doente responde aos corticosteróides, o termo doença de alteração mínima tornou-se sinónimo de síndrome nefrótica sensível aos esteróides (SSNS). Raramente progride para uma fase terminal de insuficiência renal. Podem ser descritos dois tipos de INS de acordo com a resposta aos corticosteróides: A INS responsiva aos esteróides, em que a proteinúria se resolve rapidamente, e a INS resistente aos esteróides, em que a SN persiste apesar do tratamento (Niaudet, 2004). Na infância, cerca de 75% dos doentes com SN sofrem do tipo idiopático de alterações mínimas e cerca de 93% destes doentes são sensíveis aos esteróides; entre as crianças que respondem ao tratamento inicial, 39% têm recaídas frequentes ou são dependentes de esteróides (Ksiazek & wyszynska, 1995).

A prednisolona, um metabolito ativo da prednisona, foi utilizada pela primeira vez na SN infantil em 1956. Desde então, foram desenvolvidos diferentes regimes. O regime inicial "padrão" de 8 semanas de prednisolona tem sido amplamente utilizado até agora, mas devido às recaídas precoces e frequentes da SN, o melhor modo de tratamento inicial com prednisolona ainda está a ser discutido. Foram efectuados ensaios com períodos de tratamento mais curtos ou mais longos para o 1st ataque de INS. Atualmente, o regime mais longo de 12 semanas tornou-se popular entre muitos nefrologistas pediátricos. A meta-análise de ensaios aleatórios controlados de prednisolona mostrou que uma duração mais longa reduziu significativamente o risco de recaída aos 12-24 meses sem um aumento dos acontecimentos adversos (Hodson et al. 2000, 2005).

A utilização prolongada ou frequente de esteróides aumenta a morbilidade, incluindo baixa estatura, cataratas, gastrite, osteoporose e outros efeitos secundários da terapêutica com esteróides. Um dos problemas mais difíceis no tratamento de crianças com SN continua a ser a ocorrência de recaídas, apesar da resposta inicial aos esteróides. Uma vez que o prognóstico final é bastante bom para a maioria dos doentes, os esforços devem ser direcionados para minimizar as complicações dos esteróides e/ou agentes citotóxicos (Constantinescu et al. 2000).

Com o objetivo de reavaliar os benefícios e riscos relativos associados à terapêutica com prednisolona prolongada em comparação com a terapêutica padrão, foi realizado um estudo prospetivo de intervenção. O objetivo do estudo era fornecer informações adicionais a partir de um grande número de doentes para avaliar se um tratamento inicial longo com prednisolona em doentes com INS pode alcançar resultados superiores aos obtidos com a terapêutica padrão sem aumentar significativamente os efeitos adversos do esteroide.

2. JUSTIFICATIVA

Como a SN é uma doença renal comum em crianças, o seu tratamento deve ser direcionado para o máximo benefício dos doentes, reduzindo o número de recaídas e os efeitos adversos dos esteróides. A prednisolona é o fármaco de eleição para o ataque inicial de INS. A duração do tratamento deve ser uniforme em todo o país. No Bangladesh, há muitos anos que se utilizam regimes longos e normais. Mas não se encontra na literatura nenhum ensaio aleatório controlado (RCT) entre as nossas crianças. Por isso, deve ser efectuado no nosso país um estudo comparativo entre a terapêutica com prednisolona prolongada e a terapêutica padrão. Os resultados do estudo encorajarão os nossos pediatras e nefrologistas pediátricos a seguir um melhor regime de tratamento.

3. HIPÓTESE

A duração mais longa da terapêutica com prednisolona no ataque inicial de INS em crianças reduz significativamente o risco de recaída aos 12 meses sem efeitos adversos.

4. OBJECTIVOS

1.   Objetivo geral:

a) Otimizar a terapêutica inicial com prednisolona em crianças com INS

2.   Objectivos específicos:

a) Para ver o número de recaídas nos dois grupos de doentes

b) Comparar os efeitos adversos da prednisolona nos dois grupos

5. REVISÃO DA LITERATURA

Embora seja bem aceite que os corticosteróides induzem uma remissão completa na maioria das crianças com INS de início recente, a duração ideal do tratamento inicial com esteróides para crianças com esta doença não é clara (Lande et al. 2003). O regime utilizado pela maioria dos nefrologistas nos últimos 40 anos tem sido o introduzido pelo International Study of kidney Diseases in Children (ISKDC) ou uma modificação do mesmo.

Em 1967, o ISKDC escolheu arbitrariamente um regime para tratar o ataque inicial de INS, que consistia em prednisolona administrada diariamente durante 4 semanas, seguida de 4 semanas de terapia intermitente (Abramowicz et al. 1970). Mais tarde, Leisti e Koskimies (1983) demonstraram que a supressão suprarrenal induzida por esteróides se correlacionava positivamente com a taxa de recaída subsequente. Por isso, a Arbeitsgemeinschaft fur Paediatrische Nephrologie (APN) efectuou um estudo em que um curso curto de prednisona de 4 semanas (2 semanas diárias e 2 semanas em dias alternados) para o ataque inicial foi comparado com um regime padrão (APN, 1988). O regime curto levou a períodos de remissão mais curtos e a uma taxa de recaída mais elevada do que o tratamento padrão. O regime padrão consiste em 4 semanas de prednisolona diária numa dose de 2 mg/kg seguida de 1,5 mg/kg em dias alternados durante 4 semanas (APN, 1979). Isto induz uma remissão rápida em mais de 90% dos doentes (ISKDC, 1981). A maioria, contudo, recai e 40%-50% apresentam recaídas frequentes (FR) ou dependência de esteróides (SD) (ISKDC,

1982; APN, 1988). Posteriormente, a APN comparou, num ensaio aleatório, um tratamento prolongado de 12 semanas com prednisona (6 semanas diárias e 6 semanas em dias alternados) com a terapêutica padrão (Ehrich e Brodehl, 1993) e demonstrou que o tratamento inicial prolongado conduziu a uma duração prolongada da remissão inicial e reduziu as taxas de recaída, embora os efeitos secundários fossem maiores no regime longo.

O primeiro estudo que descreveu os potenciais benefícios de prolongar o curso inicial da terapêutica com esteróides para além das 8 semanas foi relatado por Ueda et al. em 1988. Observaram uma taxa de recaída ao fim de um ano de apenas 29% em 17 crianças com SN quando foi adicionada uma redução gradual de 5 meses a um regime inicial de 8 semanas, contra 62% em 29 doentes que receberam o regime padrão. A frequência dos efeitos secundários foi comparável nos dois grupos. No entanto, não houve diferença entre os dois grupos no número de pacientes com recaídas frequentes no momento do último acompanhamento após 3 anos. Assim, os dois primeiros estudos que avaliaram a eficácia do prolongamento do curso inicial de esteróides produziram resultados comparáveis.

Ksiazek e Wyszynska (1995) registaram uma taxa de recidiva de 45% ao fim de 1 ano em crianças tratadas durante 6 meses (regime padrão mais redução gradual de 4 meses), contra 72% e 69% em crianças tratadas durante 3 meses ou 2 meses, respetivamente. Neste estudo, a frequência dos efeitos secundários dos esteróides não pareceu aumentar com o tratamento inicial longo.

Norero et al. (1996) não registaram qualquer diferença na taxa de recaída das crianças com SN que receberam um regime longo ou padrão.

A abordagem "padrão" nos Estados Unidos consiste em utilizar o regime de 8 semanas da ISKDC. No entanto, pelo menos 65% das crianças com INS que inicialmente respondem a este regime têm posteriormente uma recaída, sendo que aproximadamente 40% delas têm recaídas frequentes (Barnet, 1975).

Bagga et al. (1999) registaram uma taxa de recidiva de 73% num ano em crianças que receberam um regime de 16 semanas, em comparação com 91% para o regime padrão. A diferença não foi estatisticamente significativa nesta pequena série de doentes e registaram-se mais efeitos secundários de esteróides no grupo de 16 semanas.

Geier et al. (2006) compararam os resultados de terapias de 6 meses com o regime de 3 meses da PNA e concluíram que a eficácia dos protocolos de longo prazo não era diferente da do protocolo de 3 meses da PNA. Para além disso, quanto mais curta era a duração do tratamento, melhor era a adesão dos doentes.

Takeda et al. (2001) não encontraram nenhum efeito preferível de um regime de redução gradual a longo prazo no início do tratamento em crianças com recaídas após o primeiro ano.
Em 2003, Filler concluiu, a partir de uma meta-análise de 22 ensaios aleatórios

controlados, que as crianças com início inicial de SN devem ser tratadas com prednisolona numa dose de 60 mg/m^2 /dia durante 6 semanas, seguida de uma dose de 40 mg/m^2 /48 horas durante pelo menos mais 6 semanas.

Haycock (1998) recomendou que o primeiro episódio de SN fosse tratado com prednisolona 60 mg/m^2 /dia durante 4 semanas, após o que se iniciava um tratamento em dias alternados com 40 mg/m^2 /dcse durante 4 semanas, diminuindo gradualmente ao longo dos 4 meses seguintes.

Hodson (2000) analisou 5 ensaios e concluiu que as crianças no seu primeiro episódio de SSNS devem ser tratadas durante pelo menos três meses, tendo sido demonstrado um aumento do benefício até sete meses de tratamento.

Lande et al. (2003) sugeriram que o prolongamento do tratamento com esteróides para o episódio inicial de SSNS pode ter um efeito benéfico na evolução clínica subsequente da doença em algumas crianças. No entanto, parece que a magnitude deste efeito pode ser menor do que a relatada anteriormente.

Ksiazek (1995) verificou, após 2 anos de acompanhamento de 184 casos, que os melhores resultados foram obtidos em crianças com SSNS tratadas durante 6 meses, enquanto os resultados obtidos nas crianças tratadas durante 2 e 3 meses foram significativamente piores.

Lande e Leonard (2000) mostraram num estudo que havia uma variabilidade significativa na prática e nas percepções entre os nefrologistas pediátricos; no entanto, a maioria estendeu a terapia para além do curso tradicional de 8 semanas.

A dose inicial óptima e a duração da terapêutica com corticosteróides que é mais benéfica para a indução de uma remissão sustentada com o mínimo de efeitos secundários continua a ser controversa (Abeyagunawardena, 2005).

É evidente que os nefrologistas pediátricos de diferentes países consideram que o regime de esteróides ideal para o episódio inicial de SSNS ainda não foi determinado. Ainda não existe um consenso universal e estão em curso ou planeados mais estudos comparativos.

Evans e Long (1998) e também Niaudet e Broyer (2000) propuseram que chegou o momento de desenvolver um conjunto internacional de diretrizes para a terapia inicial dos SSNS.

6.   MATERIAIS E MÉTODOS

6.1 Desenho do estudo: Ensaio controlado aleatório

6.2 Local do estudo: Unidade de Nefrologia Pediátrica, Departamento de Pediatria, Bangabandhu Sheikh Mujib Medical University (BSMMU), Dhaka

6.3 Período de estudo: De janeiro de 2006 a maio de 2008

6.4 População do estudo: Crianças com idades compreendidas entre um ano e quinze anos que sofrem de um ataque de INS

6.5 Tamanho da amostra: Foram incluídas no estudo 50 crianças de cada grupo que sofriam de um ataque inicial de INS. Um caso expirou em cada grupo devido a infeção durante o tratamento de um ataque. Um doente tornou-se dependente de esteróides após um ataque. Um doente desviou-se do protocolo. Outros três doentes perderam o seguimento desde o início do tratamento. Assim, estes sete doentes foram excluídos do estudo. Dos restantes noventa e três doentes (46 no grupo I e 47 no grupo II), setenta e dois (31 no grupo I e 41 no grupo II) completaram um ano de seguimento após o tratamento de um ataque e outros vinte e um completaram apenas seis meses de seguimento.

6 .6 Método de amostragem: Amostragem aleatória sistemática

6.7 Critérios de inclusão:

1. Idade: 1 ano a 15 anos de ambos os sexos

2. Que responderam nas 4 semanas seguintes à terapêutica com prednisolona

6.8 Critérios de exclusão:

1. NS resistente a esteróides

2. Secundário NS

3. Idade inferior a 1 ano e superior a 15 anos

4. NS doentes que necessitaram de injeção de metil prednisolona no ataque inicial

5. NS com função renal comprometida, hematúria macroscópica, hipertensão não controlada e anomalias renais congénitas

6.9 Procedimento: Após o diagnóstico do ataque inicial de INS por caraterísticas clínicas e investigações laboratoriais padrão, foi obtido o consentimento escrito do pai, da mãe ou do assistente do doente. Os doentes receberam prednisolona por método de lotaria em dois grupos. Um grupo (Grupo I) foi tratado durante um período de 8 semanas (4 semanas iniciais com 60 mg/m^2 /dia, seguidas de 40 mg/m^2 todos os dias alternados em dose única matinal durante mais 4 semanas). Outro grupo (Grupo II) foi tratado durante um período de 12 semanas (6 semanas iniciais com 60 mg/m^2 /dia seguidos de 40 mg/m^2 cada dia alternado em dose única matinal durante mais 6 semanas). Os doentes foram acompanhados durante um ano após a conclusão do tratamento do primeiro ataque para verificar o número de recaídas e a presença de efeitos secundários relacionados com os esteróides.

A avaliação inicial incluiu urina para exame microscópico de rotina, cultura e contagem de colónias, proteína total na urina de 24 horas ou relação proteína-creatinina na urina, conforme possível, radiografia do tórax vista P-A, ecografia da região KUB, hemograma completo com ESR e análise de sangue periférico, nível de creatinina sérica, nível de colesterol sérico, nível de albumina sérica, HBsAg, nível de complemento 3 (C3) sérico e qualquer investigação relevante, se necessário.

O peso dos doentes foi medido em kg numa balança de banho. A altura foi medida em cm por uma balança fixada na parede da enfermaria e da sala de acompanhamento ambulatório. A obesidade foi medida através do cálculo do índice de massa corporal (IMC) a partir da fórmula:

$IMC = Peso(kg)/Altura(m)^2$.

O atraso de crescimento foi diagnosticado utilizando a classificação de Waterlow (altura para a idade) no início do tratamento e no final do período de estudo. A pressão arterial foi medida com um esfigmomanómetro aneroide. A hipertensão foi definida se a pressão arterial sistólica ou diastólica fosse >95 percentil para a idade, sexo e altura, o que foi confirmado em pelo menos duas medições. O aspeto cushingóide, a acne, as estrias e o hirsutismo foram diagnosticados através do exame físico. O aumento do apetite, a labilidade emocional, a dor abdominal e as manifestações hemorrágicas foram diagnosticados através da anamnese dos doentes e dos acompanhantes. A proteinúria e a glicosúria foram diagnosticadas através de exame de urina à cabeceira e de exames laboratoriais efectuados na BSMMU. A catarata foi diagnosticada por exame com lâmpada de fenda no departamento de Oftalmologia por um consultor (oftalmologista). A infeção foi diagnosticada a partir da história relevante, do exame físico e de investigações laboratoriais (urina, fezes, sangue, radiografia do tórax, etc.).

Os pais foram instruídos a examinar a urina para deteção de proteínas através do teste de coagulação térmica diariamente de manhã durante o período de tratamento e em dias alternados de manhã durante a remissão.

O acompanhamento foi efectuado no final do tratamento de um ataque e durante o período de tratamento, se necessário. Se não ocorresse qualquer recidiva durante um ano após a conclusão do tratamento de 1 ataque, era efectuado o acompanhamento final.

Se ocorresse alguma recaída durante este período de um ano, o tratamento era administrado da mesma forma em ambos os grupos (prednisolona oral 60 mg por m^2 de área de superfície corporal diariamente em doses divididas até a urina ficar isenta de proteínas durante três dias consecutivos, seguido de 40 mg por m2 de área de superfície corporal em dias alternados em dose única matinal durante mais quatro semanas). Foi administrado tratamento de apoio sempre que necessário. Os doentes foram hospitalizados quando indicado. Sempre que possível, foi efectuado tratamento ao ar livre. Os doentes que interromperam o tratamento ou tomaram prednisolona prolongada para além da recomendação foram excluídos do estudo.

A duração entre a interrupção do tratamento do episódio inicial e a primeira recaída (tempo até à primeira recaída) foi comparada nos dois grupos.

As proporções de doentes com remissão sustentada, IR, FR e SDNS aos 12 meses foram comparadas nos dois grupos.

Foi calculada a dose cumulativa de prednisolona recebida para o episódio inicial.

A remissão foi definida se o resultado do teste de coagulação térmica da urina fosse negativo ou residual durante 3 dias consecutivos.

A recaída foi definida como o aparecimento de proteinúria (3+ ou mais) pelo teste de coagulação térmica da urina durante três dias consecutivos e uma relação proteína-creatinina na urina de >2 mg/mg e/ou aparecimento de edema.

SN de recidiva pouco frequente (SNIR) - uma recidiva em 6 meses ou menos de 4 por ano.

Recaída frequente NS (FRNS) - duas ou mais recaídas por 6 meses ou mais de 3 por ano.

SN dependente de esteróides (SNDS) - duas recaídas consecutivas em dias alternados de esteróides ou nos 14 dias seguintes à sua interrupção.

6.10 Considerações éticas: Antes de iniciar o estudo, foi pedida autorização por escrito ao Comité de Ética da BSMMU.

6.11 Recolha de dados: Os dados foram recolhidos por mim numa folha de recolha de dados predefinida.

6.12 Análise dos dados: Os dados recolhidos foram analisados pelo programa SPSS 12.0, um ano após a conclusão do tratamento da primeira crise. Foram elaboradas tabelas bivariadas quando indicado. Testes estatísticos apropriados como o teste do qui-quadrado, teste t não pareado, odds ratio (intervalo de confiança de 95%) foram aplicados para verificar a significância. A significância estatística foi considerada ao nível de $p<0,05$.

6.13 Medição da variável de resultado: As seguintes variáveis foram observadas para ver a sua associação em dois grupos de pacientes.

a) Variável independente:

    1. Duração do tratamento com prednisolona

b) Variáveis fiáveis:

    1. Número de recaídas nos primeiros 6 meses

    2. Número de recaídas em 12 meses

3. Tempo até à primeira recaída

4. Efeitos adversos da prednisolone

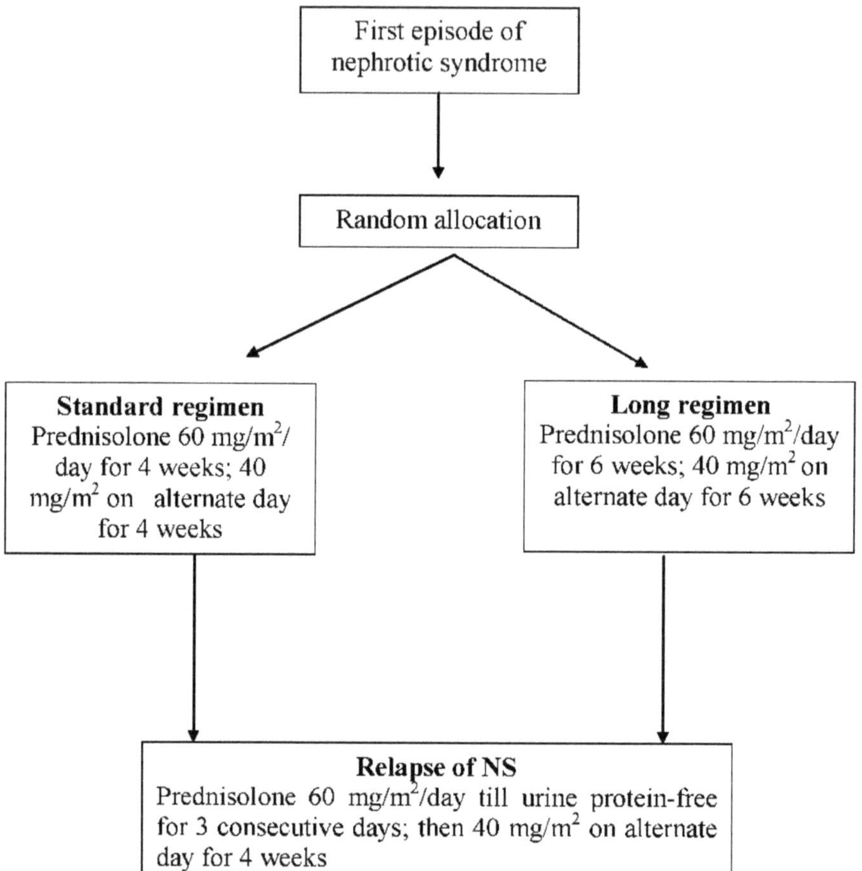

Figura 1: Protocolo do estudo

7. OBSERVAÇÕES E RESULTADOS

Tabela I: Dados demográficos de base dos doentes no curso padrão e longo da terapêutica com prednisolona (n=93)

	Group I (n=46)	Group II (n=47)	t value	p value
	Mean±SD	Mean ±SD		
Age (months)	59.3±37.0	55.2 ±35.1	0.55	0.582[NS]
Weight (kg)	17.7±7.1	16.9 ±7.0	0.57	0.571[NS]
Height (cm)	102.9±18.4	100.3 ±18.3	0.68	0.496[NS]
Body surface area (m^2)	0.7±0.2	0.7 ±0.2	0.59	0.558[NS]
Systolic BP (mmHg)	99.0±11.7	94.5 ±11.1	1.92	0.058[NS]
Diastolic BP (mmHg)	64.9±10.1	60.6 ±10.4	2.01	0.048[S]
Serum albumin (g/l)	20.6±6.4	19.9 ±6.0	0.51	0.610[NS]
Serum cholesterol (mg/dl)	439.0±109.1	450.5 ±161.3	0.40	0.690[NS]
Serum creatinine (mg/dl)	0.62±0.26	0.65 ±0.21	0.68	0.497[NS]

Grupo I= Regime padrão
Grupo II= Regime longo
S= significativo, NS= não significativo valor de p obtido a partir de um teste t não pareado

Das 93 crianças, 46 receberam o regime padrão, com idades compreendidas entre os 17 e os 168 meses, e 47 receberam o regime longo, com idades compreendidas entre os 13 e os 144 meses. A análise não revelou diferenças significativas entre os dois grupos em termos de idade, peso, altura, área de superfície corporal, PA sistólica, albumina sérica, colesterol sérico e creatinina sérica, exceto a PA diastólica na apresentação. As crianças do sexo masculino foram predominantes, com um rácio de 4:3 entre homens e mulheres.

Tabela II: Dose de prednisolona em ambos os grupos (n=93)

Prednisolone dose (mg)	Group I (n=46)	Group II (n=47)	t value	p value
	Mean±SD	Mean ±SD		
Daily prednisolone dose	40.7±11.8	36.5 ±11.7	1.69	0.095[NS]
Every alternate-day prednisolone dose	27.3±9.2	26.3 ±10.8	0.51	0.612[NS]
Total cumulative prednisolone	1573.4±450.0	2146.1 ±708.1	4.64	0.001[S]

Grupo I= Regime padrão

Grupo II= Regime longo

S= significativo, NS= não significativo valor de p obtido a partir de um teste t não pareado

A prednisolona cumulativa total média (±SD) foi significativamente (p<0,05) mais elevada no grupo II, ao passo que a dose diária de prednisolona e a dose de prednisolona em dias alternados foram mais elevadas no grupo I, mas não foram estatisticamente significativas (p>0,05).

Tabela III: Número de recaídas nos primeiros 6 meses (n=93)

Relapse number	Group I (n=46)		Group II (n=47)		χ^2 value	p value
	N	%	n	%		
0	24	52.2	29	61.7		
1	15	32.6	10	21.3		
2	4	8.7	3	6.4	2.27	0.686[NS]
3	2	4.3	4	8.5		
4	1	2.2	1	2.1		

Grupo I= Regime padrão

Grupo II= Regime longo

OU = 0,57, IC 95% (0,23, 1,41)

NS= não significativo

Valor p obtido a partir do teste do Qui-quadrado

A maioria dos doentes não teve qualquer recidiva nos primeiros 6 meses no grupo II, no entanto observou-se uma recidiva de 47,8,0% no grupo I. O rácio de probabilidade de recidiva no prazo de 6 meses foi de 0,57 (IC 95% 0,23, 1,41), o que não foi estatisticamente significativo (x^2 =2,27, p=0,686).

Tabela IV: Número de recaídas em 12 meses (n=72)

Relapse number	Group I (n=31)		Group II (n=41)		χ^2 value	p value
	N	%	n	%		
0	11	35.5	11	26.8		
1	10	32.3	10	24.4		
2	5	16.1	8	19.5	3.03	0.696 [NS]
3	3	9.7	6	14.6		
4	2	6.5	4	9.8		
5	0	0	2	4.9		

Grupo I= Regime padrão
Grupo II= Regime longo
OU = 0,80, IC 95% (0,22, 2,05)
NS= não significativo
Valor p obtido a partir do teste do Qui-quadrado

A maioria dos doentes teve uma recaída no prazo de 12 meses, que foi de 64,5% e 73,2% no grupo I e no grupo II, respetivamente. O rácio de probabilidade de recidiva no prazo de 12 meses foi de 0,80 (IC 95% 0,22, 2,05), o que não foi estatisticamente significativo (x^2 =3,03, p=0,696).

Tabela V: Número de recaídas nos primeiros 6 meses (n=21)

Relapse number	Group I (n=15)		Group II (n=6)		χ^2 value	p value
	N	%	n	%		
0	6	40.0	4	66.7		
1	6	40.0	1	16.7	5.04	0.169 [NS]
2	3	20.0	0	0.0		
3	0	0.0	1	16.7		

Grupo I= Regime padrão
Grupo II= Regime longo
NS= não significativo
Valor p obtido a partir do teste do Qui-quadrado

21 doentes perderam o seguimento após 6 meses (15 do grupo I e 6 do grupo II). Entre esses doentes, a maioria recidivou no grupo I (60,0%). Mas este facto não foi estatisticamente significativo (x^2 =5,04, p>0,05).

Tabela VI: Número de recaídas nos primeiros 6 meses (n=72)

Relapse number	Group I (n=31)		Group II (n=41)		χ^2 value	p value
	N	%	n	%		
0	18	58.1	25	61.0		
1	9	29.0	9	22.0	0.969	0.914 [NS]
2	1	3.2	3	7.3		
3	2	6.5	3	7.3		

Grupo I= Regime padrão
Grupo II= Regime longo
NS= não significativo
Valor p obtido a partir do teste do Qui-quadrado

Nos primeiros 6 meses, a maioria dos doentes não teve recaídas em ambos os grupos (58,1% e 61,0%). A maioria dos doentes recidivou apenas uma vez (29,0% e 22,0%). As 2 e 3 recaídas foram mais comuns no grupo II. Estes resultados não atingiram qualquer significado estatístico (x^2 =0,969, p>0,05).

Tabela VII: Número de recaídas em 2nd 6 meses (n=72)

Relapse number	Group I (n=31)		Group II (n=41)		χ^2 value	p value
	N	%	n	%		
0	16	51.7	12	29.3		
1	14	45.2	17	41.5	8.98	0.029 [S]
2	1	3.2	11	26.8		
3	0	0.0	1	2.4		

Grupo I= Regime padrão
Grupo II= Regime longo
S= significativo
Valor p obtido a partir do teste do Qui-quadrado

A maioria dos doentes recidivou em 2-6 meses no grupo II (70,7%) e a maioria não recidivou no grupo I (51,7%). A diferença foi estatisticamente significativa (x^2 =8,98, p<0,05).

Tabela VIII: Tempo até 1 recidiva (n=48)

Time	Group I (n=18)		Group II (n=30)		T Value	P Value
	Mean	±SD	Mean	±SD		
Days	120.9	±108.2	179.8	±93.1	2.04	0.047[S]

Grupo I= Regime padrão
Grupo II= Regime longo
S= Significativo
Valor p obtido a partir do teste t não pareado

O tempo médio (± DP) para uma recidiva foi de 120,9±108,2 dias no grupo I e 179,8±93,1 dias no grupo II e a diferença média foi estatisticamente significativa (p<0,05).

Tabela IX: Tipos de recidiva nos casos estudados (n=72)

Type of relapse	Group I (n=31)		Group II (n=41)		χ^2 value	p value
	N	%	n	%		
No relapse	11	35.5	11	26.8	0.28	0.595 [NS]
Relapse	20	64.5	30	73.2		
IRNS	4	13.0	7	17.1		
FRNS	14	45.0	20	48.8		
SDNS	2	6.5	3	7.3		

Grupo I= Regime padrão
Grupo II= Regime longo
NS= não significativo
Valor p obtido a partir do teste do Qui-quadrado

A recidiva foi observada em 20(64,5%) casos no grupo I, dos quais 4(13,0%) IRNS, 14(45,0%) FRNS e 2(6,5%) SDNS. No grupo II, a recidiva foi observada em 30(73,2%) casos, dos quais 7(17,1%) IRNS, 20(48,8%) FRNS e 3(7,3%) SDNS. Assim, a maioria dos doentes recidivou no prazo de um ano após a conclusão do tratamento de um ataque de[st] , embora não estatisticamente significativo (p>0,05). Em ambos os grupos, a FRNS foi o tipo mais comum de recidiva e foi encontrada uma incidência quase semelhante. Não foi encontrada diferença estatisticamente significativa (p>0,05) entre os dois grupos em termos de tipos de recidiva.

Tabela X: Efeitos adversos da prednisolona (n=72)

Adverse effects	Group I (n=31)		Group II (n=41)		χ^2 value	p value
	n	%	n	%		
Cushingoid appearance	28	90.3	39	95.1	0.11	0.367[NS]
Increased appetite	29	93.5	39	95.1	0.5	0.581[NS]
Emotional lability	20	64.5	21	51.2	1.27	0.259[NS]
Abdominal pain	12	38.7	11	26.8	1.15	0.284[NS]
Infection	11	35.5	13	31.7	0.11	0.736[NS]
Hirsutism	8	25.8	11	26.8	0.01	0.922[NS]
Acne	1	3.2	2	4.9	0.06	0.604[NS]
Cataract	0	0.0	1	2.4	0.02	0.577[NS]
Bleeding manifestations	0	0.0	0	0.0	-	-
Striae	0	0.0	0	0.0	-	-
Hypertension	0	0.0	0	0.0	-	-

Grupo I= Regime padrão
Grupo II= Regime longo
NS= não significativo,
Valor p obtido a partir do teste do Qui-quadrado

Relativamente aos efeitos adversos observados durante 12 meses, os doentes referiram mais frequentemente um aspeto cushingóide, aumento do apetite, labilidade emocional, dor abdominal e infeção em ambos os grupos. Não foi encontrada qualquer diferença significativa (p>0,05) entre os dois grupos. Os outros efeitos adversos são apresentados nas tabelas XI e XII.

Tabela XI: Índice de massa corporal médio após o tratamento do primeiro ataque e no final do acompanhamento (n=72)

	Group I (n=31)		Group II (n=41)		T Value	p value
	Mean	±SD	Mean	±SD		
After completion of treatment of 1st attack	16.3	±3.7	15.0	±3.1	1.26	0.131 [NS]
After one year of completion of treatment of 1st attack	17.1	±4.1	15.9	±3.7	1.29	0.202 [NS]

Grupo I= Regime padrão
Grupo II= Regime longo
NS= não significativo
Valor p obtido a partir do teste t não pareado

O Índice de Massa Corporal (IMC) médio (± DP) após a conclusão do tratamento de 1 ataque e após um ano da conclusão do tratamento de 1 ataque foi quase semelhante entre os dois grupos. Observou-se um aumento médio do IMC em ambos os grupos após um ano de conclusão do tratamento de um ataque, mas não foi encontrada qualquer diferença estatisticamente significativa (p>0,05) entre os dois grupos.

Tabela XII: Atraso de crescimento em ambos os grupos (n=72)

	Group I (n=31)		Group II (n=41)		t value	p value
	n	%	n	%		
Before treatment						
Severe (<80.0)	0	0.0	0	0.0		
Moderate (80.0 - 87.5)	0	0.0	2	4.9		
Mild (87.5 - 95.0)	11	35.5	14	34.1		
No stunting (>95.0)	20	64.5	25	61.0		
Total	31	100.0	41	100.0		
Mean ±SD	97.0	±5.3	96.9	±6.0	0.05	0.962 [NS]
After treatment						
Severe (<80.0)	0	0.0	0	0.0		
Moderate (80.0 - 87.5)	1	3.2	0	0.0		
Mild (87.5 - 95.0)	11	35.5	17	41.5		
No stunting (>95.0)	19	61.3	24	58.5		
Total	31	100.0	41	100.0		
Mean ±SD	96.6	±5.0	96.5	±4.7	0.01	0.903 [NS]

Grupo I= Regime padrão

Grupo II= Regime longo
NS= não significativo
Valor p obtido a partir do teste t não pareado

A maioria das crianças não sofria de atraso de crescimento antes do tratamento em ambos os grupos, sendo 20 (64,5%) no grupo I e 25 (61,0%) no grupo II. O atraso de crescimento ligeiro foi semelhante entre os dois grupos e o atraso de crescimento moderado foi observado apenas em 2 (4,9%) no grupo de tratamento prolongado. Não foram observadas alterações significativas entre os dois grupos após o tratamento.

8. DISCUSSÃO

A taxa de recidiva da INS varia de estudo para estudo. Em 1993, Ehrich e Brodehl mostraram que havia uma taxa de recidiva de 38% ao fim de um ano em 34 doentes com um regime longo em comparação com 65% com o regime padrão. A taxa média de recaída por doente nos intervalos de 3, 6 e 12 meses foi inferior no grupo da prednisolona de longa duração do que no grupo da prednisolona padrão. Uma meta-análise de ensaios clínicos randomizados (Hodson et al. 2000) mostrou que uma duração mais longa reduziu significativamente o risco de recaída aos 12-24 meses (risco relativo 0,73; intervalo de confiança de 95% 0,60 a 0,89). No presente estudo, a taxa de recaída em ambos os grupos aos 6 e 12 meses após o tratamento da primeira crise não foi estatisticamente significativa (quadros III e IV). Em 1995, Ksiazek e Wyszynska verificaram que os resultados (número de recaídas e número médio de recaídas por doente por ano) obtidos para 2 e 3 meses de terapêutica inicial com prednisolona eram semelhantes no final do seguimento de 2 anos. Em 1996, Norero et al. publicaram que não havia diferença na taxa de recaídas com o regime longo versus o regime padrão (<45% em ambos os grupos) e não apoiaram os benefícios do prolongamento da terapêutica com prednisolona em doentes com SSNS. Em 1999, Bagga et al. estudaram uma taxa de recaída de 91% num ano com o regime padrão em comparação com 73% com um regime de 16 semanas, mas a diferença não foi estatisticamente significativa. Lande et al. (2003) também verificaram que a taxa de recidiva ao fim de um ano era de 72,5% vs 84,1% nos grupos longo e padrão, mas a diferença não atingiu a significância estatística (p=0,08). Assim, este resultado é semelhante ao de muitos outros estudos.

Ehrich e Brodehl (1993) verificaram que a proporção de crianças com recaídas frequentes de SN durante qualquer período subsequente de 6 meses era inferior no grupo de curso prolongado do que no grupo padrão (29% vs 57%, p=0,03). Hodson et al. (2005) analisaram 6 ensaios que compararam 2 meses de prednisolona com 3 meses ou mais no primeiro episódio de SN e verificaram que houve uma redução significativa no número de recaídas frequentes no grupo de tratamento prolongado. Mas não houve diferença entre os dois grupos no número de doentes com recaídas frequentes aquando do último acompanhamento após 3rd anos (Ueda et al. 1988). Bagga et al. (1999) também verificaram que a proporção de doentes com FRNS e SDNS era de 34,8% no grupo padrão e de 31,8% no grupo de tratamento prolongado (p>0,05). Mesmo com 6 meses de terapia inicial com prednisolona, 40 a 50% dos doentes apresentavam FRNS ou SDNS (Peco-Antic, 2004). Também no presente estudo, o número de doentes com FRNS e SDNS em ambos os grupos (Tabela-IX) não foi estatisticamente significativo (p>0,05).

O tempo para a primeira recaída foi estatisticamente significativo (p<0,05) no grupo de regime longo neste estudo (Tabela-VIII). Embora o tempo até à primeira recaída tenha sido mais longo no grupo de tratamento prolongado (média = 222,2 dias, mediana = 120 dias) do que no grupo padrão (média = 134,3 dias, mediana = 96,5 dias), a diferença não foi estatisticamente significativa num estudo indiano (Bagga et al. 1999).

Existe uma variação acentuada na literatura no que diz respeito às proporções de crianças que atingem uma remissão sustentada após a terapêutica inicial com corticosteróides. O regime padrão de 8 semanas foi associado a uma remissão sustentada em 36,4%-55,2% dos doentes aos 6 meses e em 27,3%-44,8% dos doentes aos 12 meses de seguimento (APN, 1988; Ehrich e Brodehl, 1993; Ueda et al. 1988; Ksiazek e Wyszynska,1995). Mas após 2 anos de seguimento (Ehrich e Brodehl, 1993), foi significativamente mais elevada no grupo de longo curso do que no grupo padrão (49% vs 19%, p= 0,0079). No presente estudo, estas proporções foram de 52,2% e 35,5% no grupo padrão aos 6 meses e aos 12 meses, respetivamente (Quadros III e IV). No estudo de Bagga (1999), estas proporções foram de 21,7% e 8,7%, respetivamente, ao passo que o grupo da prednisolona prolongada levou à remissão em 40,9% e 27,3% dos doentes aos 6 e 12 meses (p=0,09, teste de Mantel-Cox), que no meu estudo foram de 61,7% e 26,8%, respetivamente.

Um tratamento a longo prazo com prednisolona (2 semanas ou mais) está associado a efeitos secundários, especialmente supressão suprarrenal, e embora se tenha demonstrado que o tratamento em dias alternados diminuiu estes efeitos secundários, é inevitável que ocorra algum grau (Sumboonnanonda et al. 1994). Embora a dose cumulativa total de prednisolona tenha sido significativamente mais elevada (36,40%) no grupo longo (Tabela II), a incidência de efeitos secundários da prednisolona no presente estudo foi quase semelhante em ambos os grupos e não foi estatisticamente significativa (Tabela X). A maioria dos efeitos secundários foi ligeira e de importância limitada a longo prazo para os doentes. A aparência cushingóide (90,3% vs 95,1%), o aumento do apetite (93,5% vs 95,1%) e a labilidade emocional (64,5% vs 51,2%) foram observados na maioria dos casos. Lande et al. (2003) descobriram, num estudo de coorte retrospetivo, que os efeitos secundários dos esteróides eram significativamente mais elevados nos doentes com um grupo de regime longo. Foram observadas caraterísticas cushingóides moderadas ou graves (32% vs 7%) e aumento do apetite (88% vs 51%) nos grupos de regime longo vs padrão, respetivamente.

Bagga et al. (1999) observaram um aumento da toxicidade dos esteróides no grupo de tratamento prolongado, mas tratava-se de um regime de 16 semanas. Ehrich e Brodehl (1993) também verificaram uma maior frequência de efeitos secundários ligeiros após um tratamento prolongado com prednisolona. Este estudo (1993) mostrou que os efeitos secundários do tratamento inicial com prednisolona, como estrias e hirsutismo, eram mais frequentes após o tratamento prolongado, não tendo sido observados efeitos secundários graves. Mas Ksiazek e Wyszynska (1995) encontraram efeitos secundários com uma frequência semelhante em todos os grupos de doentes (hipertensão transitória e ligeiro aspeto cushingóide). Ueda et al. (1988) observaram que a frequência de reacções tóxicas graves à terapêutica com esteróides não diferia entre os dois grupos. Hodson et al. (2000) também observaram, numa meta-análise de ensaios clínicos aleatórios, que os acontecimentos adversos não aumentavam com o prolongamento do tratamento com esteróides. A frequência de acne, cataratas, labilidade emocional, fadiga, glicosúria, hirsutismo, infeção, obesidade, perturbações psiquiátricas ou estrias não diferiu entre os grupos de tratamento (Lande et al. 2003).

O índice de massa corporal (IMC) é utilizado para avaliar a obesidade. O IMC médio após a conclusão do tratamento do primeiro ataque e no final do estudo estava dentro do limite normal e não era estatisticamente significativo em ambos os grupos de doentes neste estudo (Tabela XI). Lande et al. (2003) não encontraram diferenças significativas na obesidade em ambos os grupos. Bagga et al. (1999) também não registaram qualquer diferença significativa na obesidade em ambos os grupos.

A insuficiência de crescimento foi observada apenas em crianças com terapêutica diária prolongada com esteróides, enquanto que os esteróides em dias alternados não foram associados a uma diminuição significativa do crescimento (Rees et al. 1988, Polito et al. 1986). No presente estudo, o atraso no crescimento entre os dois grupos e dentro de cada grupo não foi estatisticamente significativo (Tabela XII) antes e no final do seguimento de 1 ano. Esta conclusão está correlacionada com Foote et al. (1985), que indicaram que a altura final atingida é satisfatória em crianças com SN tratadas com cursos repetidos e prolongados de esteróides em doses elevadas, devido ao crescimento de recuperação que ocorre após a interrupção da terapêutica.

Assim, o presente estudo fornece uma imagem clara relativamente aos riscos e benefícios de cursos longos versus cursos padrão de terapêutica inicial com prednisolona em crianças com INS. Os resultados com o regime longo não são impressionantes em comparação com alguns outros relatados anteriormente.

9. LIMITAÇÕES DO ESTUDO

1. Dos 93 doentes, 21 não completaram o seguimento de um ano (completaram apenas 6 meses). Alguns dos doentes que não tiveram recaída podem influenciar o resultado.

2. Pequena dimensão da amostra

10. RESUMO

Foi realizado um ensaio aleatório controlado na unidade de Nefrologia Pediátrica, Departamento de Pediatria, BSMMU, Dhaka, Bangladesh, para comparar a eficácia de um tratamento inicial mais longo de prednisolona com o regime padrão em doentes com INS. Os pacientes com INS que responderam ao curso inicial de prednisolona, seja o regime padrão ou longo, foram incluídos e acompanhados durante um ano. O regime padrão consistiu em 60 mg/m^2 /dia de prednisolona durante quatro semanas, seguido de 40 mg/m^2 todos os dias alternados em dose única matinal durante mais quatro semanas. O regime longo consistiu em 60 mg/m^2 /dia de prednisolona durante seis semanas, seguidos de 40 mg/m^2 cada dia alternado em dose única matinal durante mais seis semanas. A medida de resultado primário foi a recaída no ano seguinte. Foram 93 as crianças que preencheram os critérios do estudo, 46 do grupo padrão e 47 do grupo de regime longo, embora, no final, 72 tenham concluído o estudo (31 do grupo padrão e 41 do grupo de regime longo). Os dois grupos não diferiram em termos de idade, peso, altura, área de superfície corporal, tensão arterial sistólica, albumina sérica, colesterol sérico ou creatinina sérica antes da terapêutica inicial com prednisolona. A dose cumulativa de prednisolona foi significativamente mais elevada (36,40%) no grupo do regime longo do que no grupo padrão (p=0,001). Registou-se uma recaída no prazo de um ano em 64,5% do grupo padrão e em 73,2% do grupo do regime longo. O rácio de probabilidade de recidiva no prazo de um ano foi de 0,80 (intervalo de confiança de 95% 0,22, 2,05). Este valor não atingiu a significância estatística (p=0,696). Os efeitos adversos da prednisolona entre os dois grupos também não foram estatisticamente significativos (p>0,05). Os meus dados sugerem que o prolongamento da terapêutica com prednisolona no episódio inicial de INS sensível a esteróides não tem um efeito benéfico no resultado no ano seguinte.

CONCLUSÃO

Uma vez que não foi encontrado qualquer benefício estatisticamente significativo com o regime longo, o ataque inicial de INS pode ser tratado com o regime padrão de prednisolona. Devem ser efectuados mais estudos com amostras maiores e de duração mais longa para justificar estes resultados.

BIBLIOGRAFIA

Abeyagunawardena AS, 2005, "Treatment of steroid sensitive nephrotic syndrome", *Indian J Pediatr,* vol. 72, pp.763-9.

Abramowicz M, Arneil GC, Barnett HL, Barron BA, Edelmann CM, Gordillo-PG, Greifer I, Hallman N, Kobayashi O, Tiddens HA, 1970, "Controlled trial of azathioprine in children with nephrotic syndrome" *Lancet,* vol.1, pp. 959- 961.

Arbeitsgemeinschaft fur Padiatrische Nephrologie, 1979, "Alternate-day versus intermittent prednisone therapy in frequently relapsing nephrotic syndrome", *Lancet,* vol. 1, pp. 401-403.

Arbeitsgemeinschaft fur Padiatrische Nephrologie, 1988, "Short versus standard prednisone therapy for initial treatment of INS in children", *Lancet* vol. 1, pp. 380-383.

Bagga A, Hari P , Srivastava RN, 1999, 'Prolonged versus standard prednisolone therapy for initial episode of nephrotic syndrome', *Pediatr Nephrol,* vol. 13, pp. 824-827.

Barnet HL, 1975, "The natural and treatment history of glomerular disease in children, What can we learn from international cooperative studies? Actas do 6th congresso internacional de nefrologia", *Karger,* Basileia, pp. 470-485.

Constantinescu AR, Shah HB, Foote EF e Weiss LS, 2000, "Predicting first-year relapses in children with nephrotic syndrome", *Pediatrics,* vol. 105, pp. 492-495.

Ehrich JHH , Brodehl J, APN, 1993, 'Long versus standard prednisolone therapy for initial treatment of idiopathic nephrotic syndrome in children', *Eur Jpediatr,* vol. 152, pp. 357-361.

Evans JHC, Long E, 1998, "A national audit of nephrotic syndrome: The initial course of prednisolone and outcome", *Pediatr Nephrol,* vol. 12, pp. 154.

Filler G, 2003, "Treatment of nephrotic syndrome in children and controlled trials", *Nephrol Dial Transplant,* vol. 18 [Suppl 6], pp.75-78.

Foote KD, Brocklebank JT, Meadow SR, 1985, "Height attainment in children with steroid-responsive nephrotic syndrome", *Lancet,* vol. 2, pp. 917.

Geier P, Jurencak R, Zapletalova J, 2006, 'Treatment of first episode of nephrotic syndrome in children', *PediatrNephrol,* vol. 21, pp. 1779-1780.

Haycock G, 2003, A criança com INS, In: Webb NZA, Postlethwaite RJ, Clinical Pediatric Nephrology, 3 ed., Oxford University Press Inc, New York, pp. 341-366. *Oxford University Press* Inc, Nova Iorque, pp. 341-366.

Haycock GB, 1998, "Management of steroid sensitive nephrotic syndrome", *Hong kong Journal of Paediatrics (New series)*, vol. 3, pp. 154
7.

Hodson EM, knight JF, Willis NS, Craig JC, 2000, 'Corticosteroid therapy in nephrotic syndrome: a meta- analysis of randomized controlled trials', *Arch Dis Child*, vol. 83, pp. 45-51.

Hodson EM, Craig JC, Willis NS, 2005, "Evidence-based management of steroid sensitive nephrotic syndrome", *Pediatr Nephrol*, vol. 20, pp. 15231530.

Hodson EM, knight JF, Willis NS, Craig JC, 2005, 'Corticosteroid therapy for nephrotic syndrome in children', *Cochrane Database Syst Re*, vol. 25; (1): pp. CD001533.

International Study of kidney Diseases in Children, 1981, "The primary nephrotic syndrome in children, Identification of patients with minimal change nephrotic syndrome from initial response to prednisolone", *J pediatr*, vol. 98, pp. 561-564.

International Study of kidney Diseases in Children, 1982, 'Early identification of frequent relapsers among children with minimal change nephrotic syndrome', *J pediatr*, vol. 101, pp. 514-518.

Ksiazek J, 1995, "The influence of the initial prednisone treatment period on the adrenal function and the further course of the disease in steroid sensitive nephrotic syndrome in children", *Pediatr Pol*, vol. 70(1), pp. 1523.

Ksiazek J & Wyszynska T, 1995, 'Short versus long initial prednisolone treatment in steroid - sensitive nephrotic syndrome in children', *Ata Paediatrics*, vol. 84, pp. 889-93.

Lande MB e Leonard MB, 2000, 'Variability among pediatric nephrologists in the initial therapy of nephrotic syndrome', *Pediatr Nephrol*, vol. 14, pp. 766-769.

Lande MB, Gullion C, Hogg RJ, Gauthier B, Shah B, Leonard MB, Bonilla- Felix M, Nash M, Roy S, Strife CF, Arbus G, 2003, "Long versus standard initial steroid therapy for children with the nephrotic syndrome: A report from the southwest Pediatric Nephrology study group", *Pediatr Nephrol*, vol. 18, pp. 342-346.

Leisti S, Koskimies O, 1983, "Risk of relapse in steroid-sensitive nephrotic syndrome: effect of stage of post-prednisone adrenocorrtical suppression", *J Pediatr*, vol. 103, pp. 553-557.

Niaudet P, 2004, Síndrome nefrótica idiopática sensível aos esteróides, In: Avner ED, Harmon WE, Niaudet P, Pediatric Nephrology, 5th ed. *Lippincott Williams & Wilkins,* Philadelphia USA, pp. 543-556.

Niaudet P, Broyer M, 2000, "Management of steroid-responsive nephrotic syndrome", *PediatrNephrol,* vol. 14, pp. 770-771.

Norero C, Rosati P, Lagos E, Delucchi A, 1996, 'Initial treatment of primary nephrotic syndrome in children, Chilean Cooperative Group for study of Nephrotic syndrome in children', *Rev Med Chil,* vol. 124, pp. 567572.

Peco- Antic A, 2004, "Management of idiopathic nephrotic syndrome in childhood", *Srp Arh Celok lek,* vol. 132(9-10), pp. 352-9.

Polito C, Oporto MR, Totino SF, 1986, "Normal growth of nephrotic children during long-term alternate day prednisone therapy", *Ata Paediatrica Scandinavica,* vol. 75, pp. 245-250.

Rees L, Greene SA, Adlard P, Jones J, Hacock GB, 1988, "Growth and endocrine function in steroid sensitive nephrotic syndrome", *Arch dis Child* vol. 63, pp. 484-490.

Srivastava RN & Bagga A, 2005, Síndrome Nefrótica. In: Pediatric Nephrology, 4th ed., Jaypee Brothers, New Delhi, pp. 161-200. *Jaypee Brothers,* New Delhi, pp. 161-200.

Sumboonnanonda A, Vongjirad A, Suntornpoch V, Petrarat S, 1994, "Adrenal function after prednisolone treatment in childhood nephrotic syndrome", *J Med Assoc Thai,* vol. 77, pp. 126-129.

Takeda A, Takimoto H, Mizusawa Y, Simoda M, 2001, "Prediction of subsequent relapse in children with steroid-sensitive nephrotic syndrome", *PediatrNephrol,* vol. 16, pp. 888-893.

Ueda N, Chihara M, Kawaguchi S, Niinomi Y, Nonoda T, Matsumoto J, Ohnishi M, Yasaki T, 1998, 'Intermittent versus long - term tapering prednisolone for initial therapy in children with idiopathic nephrotic syndrome', *J Pediatr,* vol. 112, pp.122-126.

APÊNDICE-I

FORMULÁRIO DE RECOLHA DE DADOS

N.º da caixa (Longa / Standard)

1. Nome:

2. Idade: (Data de nascimento:)

3. Sexo: M / F

4. Cama n. / OPD

5. Rg. n.º.

6. Data de admissão:

7. Data de quitação:

8. Endereço:

9. Contacto n.

10. Queixas apresentadas: Sim: 1, Não: 2

a) Inchaço facial: b) Inchaço de todo o corpo:

c) Duração do inchaço: d) Micção escassa:

e) Cor da urina: normal / elevada / turva / fumada / vermelha

f) Febre:

g) Tosse: h) Dificuldade respiratória:

i) Movimento solto: j) Dor abdominal:

k) Outros:

11. História de doenças anteriores: dor de garganta / iterícia / pele / infeção

12. História de atopia:

13. Exame físico: Presente: 1, Ausente: 2

a) Inchaço peri-orbital: b) Palidez:

c) Icterícia: d) Edema do pé:

e) Pulso: */min.*   f) Temperatura: F

g) Respiração: */min.*   h) B.P: / mm de Hg

i) Pele:

j   )ENT: k) Candidíase oral:

l) Juntas:

m) Peso: kg n) Altura: cm

o   )BSA: m2

p   )Sensibilidade do ângulo renal: q) Edema genital:

r   )Ascite:

s   )Sensibilidade abdominal: t) Sons intestinais:

u   )Sons respiratórios: vesiculares / brônquicos

v) Sons adicionados: ronchi / crepitação / ausente

w   )Sons cardíacos:

x) Outros:

14. Investigações:
   A) Urina:
   a) Aspeto físico: límpido *I* turvo *I* de cor elevada *I* fumado/vermelho
   b) Ensaio de coagulação térmica: +/ ++ / +++ / ++++
   c) Microscopia: Célula de pus: Ihpf, RBC: Ihpf, Cast:
   d) CIS e contagem de colónias:
   e) Proteína total urinária de 24 horas: gmIdia (UTV = ml/dia)
   f) Rácio de proteínas e creatinina na urina:
   B) Sangue:
   a) Hb: gm/dl,   TC de WBC: /cu mm,
       ESR: mm em 1 hora,   Poly: %

Linfo: %, Mono: %, Eosino: %, Baso: %
PBF:

b) Nível de ureia no sangue: mg/dl

c) Nível de creatinina sérica :   mg/dl

d) Proteínas totais no soro: gm/l

e) Nível de albumina sérica :   gm/l

f) Nível de colesterol sérico: mg/dl

g) Nível sérico de C3:   gm/l

h) HBsAg:

C) CXR Vista PIA:

D) USG da região KUB:

E) Outros:

15. Tratamento efectuado:

Number of attack	Date	Prednisolone	Others
1st attack			
2nd attack			
3rd attack			
4th attack			
5th attack			
6th attack			
Others			

16. OLLOW- UP: 1=Presente, 2=Ausente

Parameters	At the end of treatment of 1st attack	1st relapse	2nd relapse	3rd relapse	4th relapse	5th relapse	After 12 months
Weight (kg)							
B.P. (mm of Hg)							
BMI							
Height (cm)							
Cushingoid appearance							
Increased appetite							
Emotional lability							
Abdominal pain							
Bleeding manifestations							
Infection							
Acne							
Striae							
Hirsutism							
Cataract							
Glycosuria							
Proteinuria							
Others							

17. Resultado final:

APÊNDICE-II

Fórmulas estatísticas_(Daniel 2000)

1. Média

$$(\overline{X}) = \frac{x_1 + x_2 + \ldots + x_n}{n}$$

$$SD = \sqrt{\frac{\sum (X - \overline{X})^2}{(n-1)}}$$

SD=Standard Deviation

X=Observation

$\overline{X}$=Mean

n= Number of observation

2. Teste "t" não emparelhado

$$t\ (Unpaired) = \frac{m1 - m2}{\sqrt{SE_1^2 + SE_2^2}}$$

Where,
m1 = mean of group I ($\overline{X}1$)
m2 = mean of group II($\overline{X}2$)
SE1 = standard error in group I
SE2 = standard error in group II
n1= No. of observation in group I
n2= No. of observation in group II
d.f=(n1-1) +(n2-1)

3. Teste do qui-quadrado

$$X^2 = \sum \frac{(O - E)^2}{E}$$

O=Observed value
E= Expected value

$$\textbf{Formula of E} = \frac{Row\,Total\,X\,Colum\,Total}{Grand\,Total}$$

d.f = (Row-1) X (Column-1)

4. Média aritmética (x‾)

$$\bar{x} = (\textstyle\sum x \div n)$$

where,

$\sum x$ = summation of individual observation

n = number of observation

5. Probabilidade - possibilidade de ocorrência por acaso
   a. $P < 0{,}05$ = significativo
   b. $P < 0{,}01$ = significativo
   c. $P < 0{,}001$ = altamente significativo
   d. $P > 0{,}05$ = não significativo

APÊNDICE- III

Lista de símbolos

\> Maior que

< menos de

= igual a

± Mais/menos

% percentagem

Σ somatório

APÊNDICE-IV

Definições operacionais
(Srivastova 2005, Guignard 2001)

Síndrome nefrótica -

Proteinúria elevada (>40 mg/m^2 /hr em crianças)

Hipoalbuminemia (<2,5 gm/dl)

Edema e

Hiperlipidemia (>200 mg/dl).

Proteinúria -

Quando as proteínas são encontradas na urina em quantidades superiores a vestígios

Intervalo normal Proteinúria -

Proteinúria inferior a 4 mg/ m^2 /hora ou 100 mg/ m /dia^2

Gama nefrótica de proteinúria -

Proteinúria superior a 40 mg/m^2 /hora ou 1000 mg/m /dia^2

Hipoalbuminemia -

Quando o nível de albumina sérica diminui < 25 gm/l

APÊNDICE-V

Lista de abreviaturas

APN	Arbeitsgemeinschaft fur Paediatrische Nephrologie
BP	Blood pressure
BSMMU	Bangabandhu Sheikh Mujib Medical University
BSA	Body surface area
BMI	Body mass index
cm	Centimetre
C/S	Culture & sensitivity
C3	Complement 3
dl	Deciliter
ESR	Erythrocyte sedimentation rate
gm	Gram
HBsAg	Hepatitis B surface antigen
Kg	Killogram
KUB	Kidney, Ureter, Bladder
l	Litre
m	Meter
MD	Doctor of Medicine
mg	Milligram
INS	Idiopathic nephrotic syndrome
ISKDC	International Study of kidney Diseases in Children
P-A	Postero-anterior
RME	Routine and microscopic examination
SSNS	Steroid-sensitive nephrotic syndrome
SPSS	Statistical package for social science

APÊNDICE-VI

FORMULÁRIO DE CONSENTIMENTO EM INGLÊS

Eu, Sr./Sra./Sra.:... o tutor legal de... idade... dou o meu consentimento informado para participar no estudo conduzido pelo Dr. Shanjoy Kumar Paul. Compreendo perfeitamente que a participação no estudo trará informações médicas frutuosas que serão úteis para o meu doente e para outros no futuro.
Estou convencido de que, durante a participação no estudo, o meu doente não será exposto a qualquer risco físico, psicológico, social ou jurídico. A privacidade e a confidencialidade do meu doente serão salvaguardadas e o anonimato será protegido. Gostaria/não gostaria de ser indemnizado momentaneamente devido à minha perda de tempo de trabalho. Dou também o meu consentimento para examinar os fluidos corporais do meu doente (sangue, urina, etc.) para o estudo.

Assinatura..................... Impressão do polegar

Data:

Endereço:

APÊNDICE-VII

FORMULÁRIO DE CONSENTIMENTO EM BENGALI

চিকিৎসা ও গবেষনা কর্মে অংশগ্রহনের সম্মতিপত্র

আমি শিশু নেফ্রোলজী বিভাগ, বঙ্গবন্ধু শেখ মুজিব মেডিকেল বিশ্ববিদ্যালয় এ আমার ছেলে/মেয়ে.................................বয়স... ......বছর.... মাস, তারিখ--------------ইং এর রোগ নির্ণয়, সুচিকিৎসা ও ডাঃ সঞ্জয় কুমার পাল কর্তৃক পরিচালিত গবেষনামূলক চিকিৎসা কার্যক্রমে অংশগ্রহনের জন্য সমস্ত জটিলতা ও অসুবিধা জানিয়াও অংশগ্রহন করিলাম। আমাকে এই বলিয়া আশ্বস্ত করা হইয়াছে যে, সংশ্লিষ্ট বিষয়ের গোপনীয়তা রক্ষা করা হইবে। এই গবেষনামূলক কার্যক্রমের মাধ্যমে আমার রোগীর চিকিৎসার পাশাপাশি চিকিৎসা বিজ্ঞানে নতুন অগ্রগতির সম্ভাবনা রহিয়াছে বলিয়াও জানানো হইয়াছে। আমি কোন কারণ ব্যাতিরেকে যে কোন সময়ে আমার রোগীকে এই কার্যক্রম হইতে প্রত্যাহার করিবার অধিকার সংরক্ষন করিলাম। আমার রোগীর চিকিৎসা এবং এই গবেষনা কাজে অংশগ্রহনের জন্য আমি কখনো আর্থিক সুবিধা দাবী করিব না।

আমি স্বজ্ঞানে, স্বেচ্ছায় ও সানন্দে এই সম্মতিপত্রে স্বাক্ষর করিলাম।

স্বাক্ষরঃ   টিপসহিঃ

নামঃ

ঠিকানাঃ

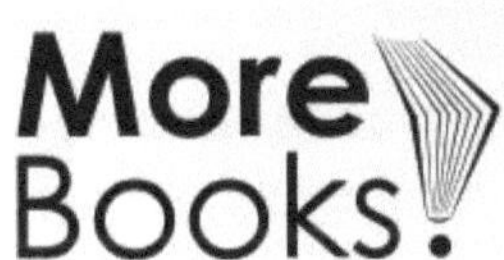

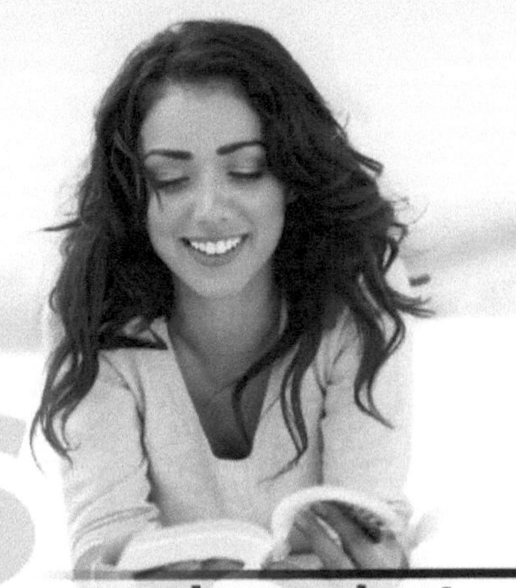

yes
I want morebooks!

Buy your books fast and straightforward online - at one of world's fastest growing online book stores! Environmentally sound due to Print-on-Demand technologies.

Buy your books online at
www.morebooks.shop

Compre os seus livros mais rápido e diretamente na internet, em uma das livrarias on-line com o maior crescimento no mundo! Produção que protege o meio ambiente através das tecnologias de impressão sob demanda.

Compre os seus livros on-line em
www.morebooks.shop

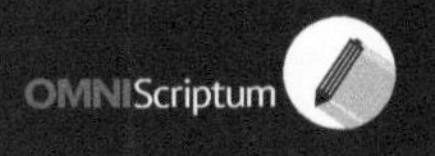

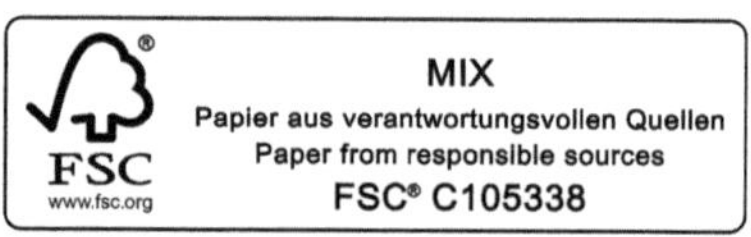

MIX
Papier aus verantwortungsvollen Quellen
Paper from responsible sources
FSC® C105338

FSC
www.fsc.org

Printed by Books on Demand GmbH, Norderstedt / Germany